CARIE

DE

L'ÉPINE DE L'OMOPLATE

PAR

Albert COURTIN

DOCTEUR EN MÉDECINE DE LA FACULTÉ DE PARIS
ANCIEN EXTERNE DES HOPITAUX
MÉDAILLE DE BRONZE

PARIS
ALPHONSE DERENNE
52, Boulevard Saint-Michel, 52

1883

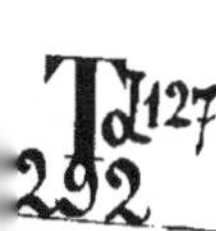

CARIE

DE

L'ÉPINE DE L'OMOPLATE

PAR

Albert COURTIN

DOCTEUR EN MÉDECINE DE LA FACULTÉ DE PARIS

ANCIEN EXTERNE DES HOPITAUX

MÉDAILLE DE BRONZE

PARIS

ALPHONSE DERENNE

52, Boulevard Saint-Michel, 52

1883

A M. LE PROFESSEUR GUYON

MON PRÉSIDENT DE THÈSE

CARIE

DE

L'ÉPINE DE L'OMOPLATE

INTRODUCTION

Pendant notre dernière année d'externat à l'hôpital Saint-Antoine, dans le service de M. le Dr Périer, nous eûmes l'occasion d'observer deux cas de carie de l'acromion. Cette année un autre cas se présenta dans le même service, que nous pûmes aussi examiner. Ces trois observations semblant offrir un certain intérêt, tant au point de vue des phénomènes locaux que présentait l'affection qu'au point de vue de leurs conditions de développement, nous avons pensé pouvoir, en les réunissant à d'autres semblables empruntées à divers auteurs, en faire le sujet de notre thèse inaugurale.

Bien que dans presque toutes la partie de l'épine la seule où la première atteinte fût l'acromion, comme les auteurs auxquels nous avons emprunté les observations les ont intitulées : « *Carie de l'épine de l'Omoplate* », nous avons jugé convenable de conserver ce titre pour notre thèse, nous réservant dans le courant de notre étude de faire ressortir ce point, que la partie de l'épine de l'omoplate seule ou principalement intéressée par la maladie est l'acromion.

Avant d'aborder l'étude de la lésion, nous avons jugé à propos de rappeler aussi succinctement que possible la description de l'état normal de la région intéressée dans la partie de notre thèse, intitulée anatomie normale.

Arrivant ensuite à l'étude de l'anatomie pathologique, nous ne pouvions que passer en revue les descriptions qu'ont données les auteurs et les opinions diverses qu'ils ont émises, sur la nature de la carie en général. Nous nous sommes étendu un peu sur ce point, qui bien que général n'en est pas moins intéressant, car la lésion dont nous nous occupons n'est qu'une localisation de cette altération commune à tous les os. Nous nous sommes efforcé surtout en ce qui concerne les abcès froids consécutifs à la carie, d'appliquer à notre cas particulier les connaissances générales que l'on a sur ce sujet, tant au point de vue de leur évolution qu'en ce qui concerne leur localisation.

Ce qui nous avait d'abord frappé dans tous les cas rapportés, c'est l'âge des malades, aussi le premier point intéressant à rechercher était la raison pour laquelle cette affection semblait se développer chez des sujets adultes ou vieillards. Dans la partie étiologique de la question, nous avons successivement passé en revue les différentes conditions de développement de la carie, les rapprochant de celles que présentaient nos malades et examinant spécialement les conditions locales, situation, structure de l'os, qui dans une certaine mesure pouvaient aider à résoudre la question.

Dans l'étude des symptômes nous n'avons fait que reprendre la description des symptômes généraux de la carie, la région ne présentant pas de particularité qui puisse y apporter une modification bien notable. La marche et le pronostic qui en dépend en grande partie ont été ensuite mentionnés.

Nous avons au contraire un peu plus insisté sur le diagnostic qui, bien que facile, le plus souvent, peut dans quelques cas être induit en erreur.

La question du traitement enfin par laquelle nous avons terminé comprend, après une revue succincte des procédés généraux de thérapeutique et d'opération dont sont susceptibles les lésions carieuses, la description des procédés applicables dans cette région.

ANATOMIE NORMALE

Des trois os qui constituent le squelette de l'épaule, le principal est l'omoplate, os plat appliqué sur les parois latérales et postérieures du thorax et articulé avec les deux autres, l'humérus et la clavicule. De sa face postérieure la plus superficielle naît l'épine de l'omoplate, lame horizontale de forme triangulaire, à base externe constituée par un bord arrondi ; son bord antérieur adhère à l'omoplate ; le postérieur le plus épais est composé de tissu spongieux et sous-cutané. L'angle formé par la réunion des bords postérieur et externe se continue avec l'apophyse acromion dont la base est rétrécie, comme pédiculisée en ce point. Aplati de haut en bas, recourbé dans le sens de ses faces et presque perpendiculaire à l'épine de l'omoplate, l'acromion est comme le bord postérieur de celle-ci immédiatement situé sous la peau, recouvert comme lui aussi d'une épaisse couche fibreuse due à l'intersection des fibres aponévrotiques d'insertion des muscles trapèze et deltoïde, et des ligaments coraco et clavi-acromiaux. Sa face supérieure est quelquefois séparée de la peau par une bourse séreuse développée dans le tissu cellulaire sous-cutané. Son bord externe est superficiel, donne insertion au muscle deltoide ; son bord interne présente la facette articulaire qui correspond à celle de l'extrémité externe de la clavicule. Cette apophyse est constituée en grande partie par du tissu spongieux.

La lèvre du bord postérieur de l'épine donne attache en allant de la superficie vers les parties profondes à l'aponévrose superficielle du trapèze, aux fibres de ce muscle, à l'aponévrose du sus-épineux séparée du muscle trapèze par du tissu cellulo-adipeux. Sa lèvre inférieure donne attache à l'aponévrose superficielle du deltoïde, aux faisceaux de ce muscle et à l'aponévrose d'enveloppe du sous-épineux. Les fibres musculaires des sus et sous-épineux s'insèrent respectivement aux faces supérieure et inférieure de l'épine et aux fosses correspondantes, enveloppés exactement par leurs aponévroses.

Le tissu cellulaire sous-cutané est plus adhérent à l'aponévrose et à l'épine de l'omoplate, plus dense au niveau de la fosse sus-épineuse qu'au dessous de l'épine, de sorte qu'il forme à ce point de vue comme deux régions distinctes.

La face inférieure concave lisse de l'acromion fait partie de la voute coraco-acromiale qui constitue une sorte de cavité supplémentaire à l'articulation de l'épaule. Elle est séparée de cette articulation par le muscle sus-épineux qui glisse au-dessous de l'acromion, au moyen d'une bourse séreuse prolongée quelquefois jusque dans la fosse sus-épineuse. La synoviale de l'articulation scapulo-humérale envoie plusieurs prolongements extra-articulaires du côté de la voûte coraco-acromiale. Un de ces culs-de-sac sous-coracoïdien sert de bourse de glissement au sous-scapulaire, un second accompagne le tendon de la longue portion du biceps, et parfois un troisième est placé au-dessous du sus-épineux.

Ces parties profondes sont remplies d'un tissu cellulaire

lâche prolongé sous le deltoïde, au-dessous duquel on rencontre souvent une bourse développée dans ce tissu cellulaire.

L'acromion qui se développe indépendamment de l'épine par deux points d'ossification dont le dernier apparaît vers la quinzième année, se soude à elle vers l'âge de seize ans. On a signalé un défaut d'ossification et quelquefois même (Cruveilhier, Wagner), une véritable articulation entre ces deux parties osseuses.

ANATOMIE PATHOLOGIQUE

NATURE DE LA CARIE

Les lésions observées dans la carie portent à la fois sur l'os altéré et sur les tissus mous du voisinage, dans lequel se développent des abcès froids ou des fongosités.

En prenant pour base ces altérations osseuses, on peut définir la carie une affection osseuse chronique caractérisée par une augmentation de la vascularisation, raréfaction, et suppuration du tissu osseux et tendance à l'extension aux parties saines.

Les lésions de la carie ont été divisées (Ollier, *Dictionnaire encyclopédique*. Gosselin, *Dictionnaire de médecine et de chirurgie*), en plusieurs périodes.

La première période, ou du moins celle qui est considérée comme telle au point de vue clinique, est caractérisée par une dilatation des vaisseaux de la partie malade, dilatation qui ne peut se faire que par la raréfaction des parois osseuses des alvéoles, par la production de cellules embryonnaires dans les alvéoles et les canaux de Havers. Les cellules graisseuses de la moelle sont ainsi remplacées par des éléments embryonnaires qui plus tard subissent la dégénérescence granulo-graisseuse. A ce moment l'os présente à la coupe un aspect marbré offrant des taches d'un rouge violacé à côté de points jaunes formés par la moelle restée saine. On peut à cette période qui est la période d'exsudation rencontrer déjà des abcès de voisinage.

Dans la seconde période dite de suppuration, l'exsudat

qui s'est formé dans les parties atteintes de carie a subi partiellement la transformation purulente, et le pus est infiltré dans les alvéoles du tissu spongieux raréfié. En même temps aux dépens des éléments embryonnaires qui ont remplacé le tissu médullaire se développent des fongosités qui finissent par remplacer complètement le tissu osseux et tapissent la partie cariée, formant une membrane pyogénique qui fournit du pus en plus ou moins grande abondance.

Le tissu osseux ne disparait pas seulement par résorption primitive, mais on voit de petits fragments de l'os nécrosés former des sequestres plus ou moins isolés au milieu du tissu malade, se mélangeant au pus ou entourés de fongosités et se résorbant en partie ou totalement, ou plus souvent encore éliminés avec le pus. Ces petits sequestres sont tantôt formés par du tissu osseux raréfié, tantôt comprennent des trabécules durs et épaissis. Ces derniers forment sur la coupe des points blancs parfois assez volumineux ; considérés par Nélaton comme dus à l'infiltration tuberculeuse. M. Gosselin les considère comme des points atteints d'ostéite condensante, morts à la suite de la disparition des vaisseaux du voisinage. Ces sequestres, d'après Ranvier, sont formés de trabécules non échancrés sur les bords ayant subi plus ou moins la dégénérescence graisseuse, et peuvent exister dans l'ostéite simple. Le seul caractère qui les différencie de ceux de l'ostéite est, d'après lui, la transformation graisseuse des cellules des corpuscules osseux dans la carie.

Comment expliquer la formation de ces points osseux éburnés analogues à ceux de l'ostéite franche au milieu du tissu ramolli environnant ? Si les corpuscules osseux, comme le prétend Ranvier, ont subi la dégénérescence graisseuse, l'os n'est pas atteint par les autres altérations que subissent les parties voisines. La disparition des vaisseaux périphériques explique bien la nécrose, mais comment s'est produite la condensation ? Ces parties peut-être n'ont pas été affectées par la cause première de la carie, et si comme nous le verrons plus loin, cette cause première est le tubercule, loin de considérer ces parties comme infiltrées de substance tuberculeuse, on doit plutôt les regarder comme indemnes de tuberculose. Elles ont simplement subi une inflammation de voisinage comme en présentent les portions d'os qui entourent le foyer de carie, et, comme dans ces parties saines, l'inflammation se traduit par la formation et non par la destruction du tissu osseux.

Dans une troisième période la carie tend à la guérison. Il se produit une transformation des fongosités en tissu fibreux, le tissu gélatineux qu'on observe quelquefois n'est peut-être qu'un premier état de transformation de ce tissu fibreux (Volkmann). Ce tissu comble les parties détruites et contracte des adhérences avec les parties molles voisines donnant lieu à une cicatrice déprimée. Il se forme en même temps autour du foyer de carie une ostéite condensante.

Suivant la prédominance de telle ou telle lésion on a créé diverses variétés de carie : forme atonique avec peu de fonte osseuse, forme végétante avec production de fongosités abondantes, forme vasculaire (Volkmann) avec prédominance des vaisseaux nouveaux. La raréfaction osseuse nommée par ce dernier auteur carie sèche, doit être rejetée du cadre de la carie.

Aucune de ces lésions n'est propre à la carie, la marche progressive de la maladie sert seule au clinicien à la distinguer des autres inflammations chroniques des os. Aussi différents auteurs en font une simple forme d'ostéite chronique. Billroth dans son traité de pathologie chirurgicale générale s'exprime ainsi en parlant de la carie : « L'ostéite « chronique ou carie n'est à vrai dire qu'une inflamma- « tion chronique du tissu conjonctif avec fonte de l'os », et plus loin il ajoute : « L'examen microscopique ne pour- « rait il nous apprendre si la cellule osseuse se modifie ou « non ? Si vous retirez avec la pince une parcelle osseuse « une lamelle aussi mince que possible d'un foyer carieux, « et que vous l'examiniez au microscope vous trouverez « dans beaucoup de cas les bords et les surfaces comme « rongés, les corpuscules osseux n'ont subi aucun chan- « gement, la substance intercellulaire est peut-être un peu « plus trouble qu'à l'état ordinaire sans pour cela être « sensiblement modifiée ; une lamelle préparée provenant « d'un pareil foyer ne montre pas autre chose. »

Gerdy qui a donné une bonne description de la carie et après lui Malgaigne en faisaient déjà une ostéite suppurée. Ollier dans ses expériences sur les animaux, tout en les mettant dans les conditions hygiéniques les plus défavorables pour altérer leur nutrition, n'a jamais pu reproduire que l'ostéite franche. Aussi tout en considérant la carie comme une forme de l'ostéite chronique (Traité de la régénération des os), il admet que c'est une ostéite développée sur des parties modifiées par une affection diathésique. La lésion débuterait par les parties molles de l'os et présenterait des dégénérescences graisseuses primitives, concommitantes ou consécutives.

Ranvier dans des travaux (*Bulletin de la Société anatomique*, 1865, et *Archives de physiologie*, 1868), résumés plus tard dans le traité d'anatomie pathologique de MM. Cornil et Ranvier arrive aux conclusions suivantes : 1° La lésion initiale de la carie est la mortification de la cellule renfermée dans les corpuscules osseux. 2° Les trabécules osseux dont la nutrition dépend de cette cellule subissent la dégénérescence graisseuse, se mortifient et deviennent des corps étrangers autour desquels s'établit la suppuration destinée à les éliminer. « On ne saurait plus, « dit-il, après cette description de la carie en faire une « ostéite simple, et si l'inflammation y joue un rôle con- « sidérable on peut assurer qu'elle ne joue pas le rôle « principal. Celui-ci appartient à la transformation grais- « seuse primitive des corpuscules osseux qui bien que peu « apparente, est pourtant la véritable cause de tous ces « désordres. »

Cette opinion est complètement opposée à celle de Billroth qui nie toute altération primitive de la cellule osseuse et si on l'admet, dit M. Gosselin, on arrive logiquement à ne plus considérer les altérations chirurgicales de la carie que comme de simples phénomènes de réparation. Ollier tout en admettant la dégénérescence de la cellure osseuse, repousse les idées de Ranvier sur le rôle de cette altération comme cause productive et caractère spécifique de la carie. C'est pour lui une simple conséquence de l'inflammation spéciale de la carie, et du reste on observe la transformation graisseuse du tissu osseux au voisinage des articulations longtemps immobilisées, bien que dans ce cas il n'y ait nulle trace de carie. Pour lui, cette lésion n'existe que lorsqu'à ce trouble de joint l'inflammation. M. Gosselin rejette également l'opinion de Ranvier, et pour lui la dégénérescence graisseuse du corpuscule de même que les autres altérations du tissu spongieux sont dues aux troubles circulatoires.

Enfin dans une communication faite à la Société de chirurgie le 20 décembre 1882, MM. Poulet et Kiener arrivent à conclure que la carie et l'ostéite tuberculeuse sont une seule et même maladie. Tandis qu'ils n'ont pu reconnaître la dégénérescence graisseuse des corpuscules, ils ont toujours retrouvé les caractères du tubercule dans la carie.

Les tubercules se présentent sous trois formes : 1° le tubercule primitif et chronique, qui aboutit à la nécrose d'une partie limitée du tissu osseux et à la formation d'une caverne ; 2° le tubercule tardif, à évolution rapide, qui se développe dans un organisme épuisé et dans un squelette déjà altéré et graisseux, forme à laquelle appartient la carie fougueuse classique ; 3° l'ostéite tuberculeuse aiguë qui est l'analogue de la pneunonie caséeuse aiguë.

Nélaton qui dans sa thèse inaugurale avait décrit la tuberculose osseuse lui reconnaissait déjà deux formes, le tubercule enkysté et la forme infiltrée, mais ainsi que le fait remarquer M. Lannelongue (abcès froids et tuberculose osseuse) ses descriptions se rapportent à des formes complexes qui n'ont rien de caractéristique de la tuberculose ; le premier est une caverne tuberculeuse, le second un produit de dégénérescence qu'on ne peut distinguer du pus concret.

La granulation tuberculeuse primitive ou follicule tuberculeux peut seule être rattachée à cette affection. Quant aux autres lésions qui accompagnent le tubercule elles sont exactement les mêmes que celles attribuées à la carie vulgaire ; ostéite raréfiante avec disparition des trabécules, prolifération de la moëlle qui revient à l'état embryonnaire à la coupe de l'os, joues rouges prétuberculeuses formées par la coloration lie de vin de la moëlle et tacnes jaunes dues à sa dégénérescence graisseuse, en même temps, production de fongosités et ostéite périphérique condensante.

La propagation de l'ostéite qui précisément donne à la carie un caractère spécial est probablement due à des poussées successives de tuberculose, comme cela existe dans le poumon. Si cette hypothèse n'est pas démontrée elle explique parfaitement la différence qui existe entre l'ostéite simple et celle dont nous nous occupons. Dans l'ostéite chronique franche, celle dans laquelle on ne peut trouver ni même soupçonner la présence d'une cause spécifique comme dans l'ostéite traumatique par exemple, il existe plutôt une tendance à la formation de tissu osseux nouveau. Dans la carie au contraire on n'observe non seulement aucune tendance à la formation d'os nouveau dans le foyer carieux, mais une tendance à la destruction de l'os ancien. Si on observe les caractères cliniques de l'inflammation : hyperhémie, élévation de la température locale ou générale, douleur et exsudat comme dans la première, là s'arrête la ressemblance. Dans l'ostéite carieuse les produits exsudés meurent, se transforment en pus, s'il se forme de l'os nouveau c'est en dehors du foyer de la carie, où la cause productrice ne paraît plus agir. C'est probablement celle-ci qui amène la destruction des éléments anciens et la mort des éléments nouveaux dont l'apport est provoqué par sa présence au milieu d'un tissu osseux. Si en effet cette cause est le tubercule comme l'admettent les auteurs précédemment cités, ils jouent dans le tissu osseux le rôle d'un corps étranger, mais non pas d'un corps étranger inerte comme le serait un fragment osseux nécrosé, mais ayant pour ainsi dire une vie propre se développant, aux dépens des tissus anciens et nouveaux, ne permettant pas à ceux-ci de subir leur transformation osseuse.

A côté de la lésion osseuse, nous avons à parler de celle qui est sa conséquence habituelle, l'abcès froid qui peut apparaître à la période exsudative ou quand la suppuration de l'os est établie. Ces abcès se forment tantôt immédiatement au contact de l'os, tantôt à une certaine distance; ils se feraient, d'après M. Lannelongue, le plus souvent par extension des produits tuberculeux gagnant les parties molles dans lesquelles se développent des fongosités qui plus tard subissent la transformation caséeuse. Ces poussées se font principalement dans les directions où le tissu cellulaire est le plus lâche, dans les intervalles des muscles, le long de la gaine des vaisseaux, plus rarement dans l'épaisseur même des muscles. Les aponévroses offrent au développement de ces abcès une résistance assez forte, la direction de la pesanteur influe un peu sur leur marche. Appliquons ces données aux abcès consécutifs aux caries de l'épine de l'omoplate, en éliminant les abcès sessiles qui se développent au niveau même de l'os carié et voyons de quel côté se dirigeront de préférence les abcès par congestion. Ceux qui se produiront dans le tissu cellulaire sous-cutané en rapport avec l'épine de l'omoplate n'auront aucune tendance à gagner les parties profondes dont les séparent les aponévroses du trapèze et du deltoïde. Ceux qui se forment audessus de l'épine semblent tendre à fuser dans la direction de la fosse sus-épineuse, soit parce que le bord postérieur de cette saillie osseuse forme une sorte de gouttière dans laquelle le pus glisse naturellement ou plutôt comme il nous a semblé parce que le tissu cellulaire de la région adhère un peu plus intimement aux parties profondes à son niveau et apporte un certain obstacle au pus dans la direction verticale. Les foyers sous-épineux n'ont pas de tendance à remonter au-dessus de l'épine, et par suite de la plus grande densité du tissu cellulaire au-dessus de l'épine, et à cause de l'action de la pesanteur qui agit en sens inverse. Le malade de l'observation I nous offre un exemple d'abcès fusé dans la direction de la fosse sus-épineuse.

Une seconde circonstance qui favorise le développement des abcès par congestion c'est le voisinage des bourses séreuses qui ont tant de tendance à s'enflammer dans les régions chroniques des os adjacents. Or, cette région en présente un grand nombre, et il est probable que dans l'observation I l'abcès froid à double poche sous-cutané développé dans la direction de la fosse sus-épineuse d'une part et de l'autre en dehors de l'acromion avait pris naissance dans la bourse sus-acromiale qu'on observe quelquefois, dont elle occupait assez exactement l'emplacement. S'il présentait en ce moment un étranglement qui permettait de croire que la communication entre les deux poches se faisait au-dessous de l'acromion, c'est que précisément la collection se trouvait comme bridée en ce point par l'adhérence des fibres cellulaires à l'épine.

Une autre direction que doivent prendre les poussées fongueuses ou les abcès froids, c'est du côté de la face inférieure de la voûte coraco-acromiale. En effet, il existe en ce point une série de bourses séreuses, et en même temps la couche de tissu cellulaire lâche qui tapisse la face profonde du deltoïde laisse le champ libre à l'extension des collections formées au-dessous de lui. Aussi dans nos deux premières observations nous notons dans l'une une poche liquide très développée, dans la seconde une masse solide probablement fongueuse au-dessous des fibres du deltoïde. Chez la malade de l'observation VII, le pus paraît avoir fusé sous le deltoïde et être venu sortir sur le bord postérieur de ce muscle, au point où la peau de l'aisselle adhère fortement au tissu cellulaire ne permet plus l'extension facile de ce côté.

Une circonstance qui n'a été relevée dans aucune observation et sur laquelle cependant nous croyons important d'insister, c'est le développement possible de fongosités dans les culs de sac synoviaux extra-articulaires de l'articulation scapulo-humérale. Cette complication serait d'une bien plus grande gravité, car l'articulation de l'épaule se trouverait ainsi impliquée dans la lésion.

Dans toutes les observations que nous avons rapportées et où les symptômes sont consignés ; même alors que les abcès par congestion sont sous-cutanés, c'est-à-dire que la poussée inflammatoire principale est éloignée de l'articulation scapulo-humérale, il existe un certain degré d'inflammation profonde caractérisée par des signes de périarthrite.

Nous n'abandonnerons pas cette question des abcès froids sans chercher à expliquer l'absence d'abcès des fosses sus et sous-épineuses dans nos observations. D'une part les fibres musculaires adhèrent en partie aux aponévroses sus et sous-épineuse qui recouvrent les muscles correspondants, d'autre part, la carie atteignant surtout le tissu spongieux, et celui-ci occupant principalement le bord postérieur de l'épine de l'omoplate et l'acromion, c'est dans le voisinage de ce bord et par conséquent dans le tissu cellulaire sous-cutané que se développeront de préférence les abcès froids osseux. Si la lésion s'étendait à la partie compacte profonde de l'épine on pourrait peut-être rencontrer ces abcès sous le trapèze ou les aponévroses des muscles sus et sous épineux, mais nous n'en avons observé aucun cas. La résistance des aponévroses du deltoïde et du trapèze empêchera l'extension des abcès superficiels du côté des parties profondes. Chez le malade de l'observation II nous avons noté une poussée de fongosités sous-deltoïdiennes à travers les fibres de ce muscle, qui arrivait ainsi sous la peau; cette poussée pouvait se produire assez facilement par suite de la faible résistance du tissu cellulaire qui tapisse la face profonde du muscle et permettait au produit pathologique de pénétrer entre ses faisceaux.

Le contenu des abcès froids généralement plus séreux, moins bien lié que le pus des abcès chauds renferme des flocons fibrineux et du sang plus ou moins mélangé et décomposé. Ceux qui sont en communication directe avec le tissu osseux malade renferment souvent mélangées au pus des parcelles osseuses. Ce contenu des abcès subit parfois diverses transformations dans leur évolution, que

M. Lannelongue a fort bien décrites. Voici ce qu'il dit à propos d'une de ces transformations : « Dans les abcès froids « anciens comme dans certains abcès symptomatiques de « lésions osseuses, il n'est pas rare de retirer de la poche « un liquide jaune clair, transparent, très fluide. Ce liquide « possède encore toute l'apparence de l'huile et comme « elle tache le papier. Enfin le contenu des abcès froids « peut être séreux, en tout semblable à celui des kystes du « tissu cellulaire. » Il rapporte plusieurs exemples de ces kystes situés à la face externe du périoste au niveau du genou, du coude, de la cuisse, des côtes.

Cette transformation, d'après M. Lannelongue, se ferait par organisation des parois de l'abcès, en même temps que le pus qu'ils renferment devient plus fluide, se décolore, passant du jaune à un état de transparence plus ou moins parfaite.

Plus loin il ajoute : « C'est souvent au voisinage d'une « lésion chronique des os, autour d'une articulation atteinte « de tumeur blanche que l'on rencontre ces collections « transformées. Quelquefois elle confine et est pour ainsi « dire accolée à un abcès véritable ; on peut alors la con- « sidérer comme un diverticulum de la cavité principale « qui s'est rendu indépendant. »

Nous avons tenu à rapporter l'opinion de M. Lannelongue sur cette transformation possible des abcès froids parce que chez le malade de l'observation n° I on trouva précisément une poche kystique sous-deltoïdienne, avec tous ces caractères, liquide jaune séreux, limpide, productions fongueuses et dépôts caséeux sur les parois. A l'époque où fut prise l'observation, ne connaissant pas le travail de

M. Lannelongue, nous ignorions quelle était la nature de cette collection. Nous croyons maintenant pouvoir lui assigner comme origine, un abcès ossifluent dépendant de la carie acromiale dont cet homme était atteint, ayant subi la transformation séreuse.

Dans le même ordre de faits M. Lannelongue a décrit une transformation caséeuse des abcès froids, plus fréquente dans les abcès ossifluents. « L'abcès caséeux, à « contenu solide, dit-il, est un abcès froid ordinaire dans « lequel le liquide s'est résorbé la paroi se trouvant recou- « verte à ce moment de produit de déchéance de ses pro- « pres éléments. » Cette variété d'abcès ne donne pas de fluctuation, mais offre une certaine mollesse, et une crépitation fine analogue à celle des poches sanguines. Nous croyons avoir observé un cas de cette transformation solide chez le malade de l'observation II. Chez lui en effet la tumeur sous-deltoïdienne offrait le caractère mollasse des fongosités et on percevait cette crépitation que dans l'observation j'ai nommée amidonnée. Une autre raison qui nous porte à adopter cette opinion, c'est qu'il nous a dit lui-même que la tumeur avait été beaucoup plus volumineuse, avait subi des alternatives d'augmentation et de diminution pour se réduire enfin aux dimensions qu'elle offrait à l'époque où nous l'avons vue. A un moment donné elle avait contracté des adhérences à la peau, et à la suite de cette résolution du liquide les parties revenant sur elles-mêmes, ce point adhérent de la peau s'était déprimé, entraîné par un tractus fibreux en communication avec la tumeur et qu'on saisissait aisément entre les doigts.

Quoique ces deux particularités puissent se présenter

dans tous les abcès froids nous avons jugé à propos d'y insister, parce qu'elles nous ont paru offrir un certain intérêt et que nous n'avons pas trouvé d'exemple de ces transformations d'abcès froids de cette région, ni chez des malades de l'âge de ceux que nous avons observés dans le travail de M. Lannelongue.

ÉTIOLOGIE

L'étiologie de la carie a été recherchée par les auteurs, soit dans l'état général du sujet atteint de carie, soit dans l'état local de l'os affecté. Passons donc en revue les conditions diverses dans lesquelles se produit la carie en général, et rapprochant ces données des renseignements que nous avons obtenus chez nos malades, voyons si nous obtenons un résultat d'accord avec les idées généralement admises.

D'après la plupart des auteurs, la carie est surtout une affection de l'enfance, elle se produit plus rarement chez les adultes. Billroth cependant a signalé sa fréquence chez les vieillards. Sauf le cas de M. Tillaux où le patient est âgé de 21 ans, les malades qui font le sujet de nos observations sont des adultes : un a 34 ans, deux 39 ans, les trois autres sont des vieillards, l'un de 61 ans, le second de 63 ans, et le troisième de 69 ans. Nous n'avons pu trouver de renseignements sur la fréquence des caries de l'épine de l'omoplate chez les enfants ou les adolescents ; il est probable cependant qu'elle doit être assez rare à ces deux âges, si on considère que la partie cariée est presque toujours l'acromion, que cette apophyse reste longtemps, jusque vers la quinzième année au moins, en grande partie cartilagineuse. S'il existe des caries chez les enfants, elles doivent probablement atteindre le plus souvent l'épine elle-même.

Après l'âge, la tuberculose et la scrofule sont les circonstances qui favoriseraient le plus le développement de la carie. Billroth établit des distinctions entre la carie de la scrofule et celle de la tuberculose. La forme fongueuse serait plus fréquente dans la scrofule, la forme torpide dans la tuberculose. « Cependant, ajoute-t-il, chez des vieillards « qui n'ont pas de tubercules, il n'est pas rare de trouver « la périostite avec carie dans ses formes les plus torpides. » Tout en admettant que la carie se développe fréquemment chez des tuberculeux, la plupart des auteurs jusqu'à présent, ne la considèrent pas pour cela comme de nature tuberculeuse. La tuberculose osseuse serait même, d'après ces mêmes auteurs l'exception dans la carie, si l'on considère la granulation grise comme la seule manifestation typique du tubercule ; cette granulation, Nélaton ne l'a trouvée qu'une seule fois au-delà de 55 ans. Cependant en examinant le travail de M. Lannelongue, et si nous admettons les conclusions de MM. Kiener et Poulet, le tubercule serait une lésion et même la vraie origine de la carie. Il n'a pas été fait de recherche sur ce point dans les observations que nous rapportons. Quant à la tuberculose générale, un seul de nos malades offre des lésions pulmonaires nettes et déjà avancées dues au tubercule, un autre a de nombreux antécédents tuberculeux dans sa famille, et lui-même a eu des hémoptysies, une pleurésie dans sa jeunesse mais aujourd'hui n'offre aucun signe ni symptôme de tuberculose pulmonaire. Chez les autres malades, il n'y a rien de signalé de ce côté. Quant à la scrofule, elle n'est mentionnée dans aucun cas.

La syphilis était également absente chez nos malades.

L'observation empruntée à M. Ollier fait bien mention du froid humide comme cause probable, mais chez aucun des autres sujets ni cette circonstance étiologique, ni le rhumatisme auquel on a fait jouer un rôle dans la production de la carie, n'ont été notés.

Sur les sept observations que nous avons rassemblées, 6 fois la carie siège du côté gauche, une seule à droite.

Six cas concernent des hommes, un seul une femme.

La carie peut occasionner le développement de tumeurs blanches dans les jointures du voisinage ou en être la conséquence. Chez les malades des observations III et V, il existait des fongosités de l'articulation clavi-acromiale et extension de la carie à la clavicule, le point de départ de la lésion n'a pu être déterminé.

Si nous passons maintenant à l'étude des causes locales soit prédisposantes, soit déterminantes de la carie, nous examinerons d'abord le traumatisme qui dans bien des cas joue le rôle de cause occasionnelle. Bien que par sa position l'épine de l'omoplate soit exposée aux traumatismes ou aux pressions continues et prolongées, nous n'avons pu relever cette circonstance chez aucun de nos malades.

Enfin il reste à examiner une dernière condition, c'est la constitution de l'os atteint. Tous les auteurs s'accordent à dire que la carie est une affection qui se localise spécialement dans le tissu spongieux (os courts, épiphyses des os longs, sternum, côtes). Elle atteint quelquefois, il est vrai, le tissu compacte, mais surtout secondairement par propagation du tissu spongieux, et peut-être alors le tissu compacte a-t-il subi une dégénérescence qui le rend propre au développement de la carie. Or, l'épine de l'omoplate présente une structure spongieuse au niveau de l'acromion et de son bord postérieur, et c'est l'acromion qui était malade dans les cas observés. Nous ferons une autre observation, à savoir que chez les enfants, sujets les plus fréquemment exposés à la carie, les portions spongieuses sont remplies de moelle rouge, et les épiphyses des os longs pour la plupart, non encore soudées à la diaphyse. D'un autre côté, les tubercules osseux se développent surtout dans les os à moelle rouge : « Cette loi, dit Nélaton, souffre peu d'exceptions, dont on trouverait peut-être l'explication dans une transformation tardive du tissu celluleux rouge en tissu adipeux. » Or, au point de vue du développement, on peut, d'après R. Owen (Robin : *Dictionnaire encyclopédique des sciences médicales*), considérer l'omoplate comme un os long dont l'acromion forme une des épiphyses. En effet, tandis que le corps de l'omoplate et avec lui l'épine offre un mode de développement et une vascularisation semblable à celle de la diaphyse des os longs, l'acromion se développe par deux points osseux à part, sa vascularisation est analogue à celle d'une épiphyse, différant de celle du corps de l'os, présente un cartilage épiphysaire. Du mode de développement et de la vascularisation nous ne parlerons pas, cela nous entraînerait trop loin ; mais il est deux points qu'il nous a paru intéressant d'élucider. Malheureusement le temps nous a manqué pour faire des recherches suffisantes ; mais nous voulons simplement mentionner ce que nous nous proposions de rechercher et ce que nous avons fait : 1° L'apophyse acromion qui se réunit à l'épine de l'omoplate présente-t-elle souvent des retards de consolidation, soit persistance simple du cartilage ou même articulation véritable entre ces deux parties ; 2° La moelle de l'acromion persiste-t-elle longtemps à l'état de moelle rouge ? En effet, si ces deux conditions, la dernière surtout, existent, l'acromion se présente dans des conditions semblables à celles des épiphyses des enfants et offre un terrain absolument propre au développement de la carie, ou même à celui du tubercule, si le tubercule se développe plus facilement dans la moelle rouge. Nous avons examiné une douzaine de sujets à ce point de vue ; c'est un nombre tout à fait insuffisant pour que nous puissions tirer une conclusion exacte de cette observation. Cependant, nous dirons que, chez ces sujets, dont le plus jeune avait dix-neuf ans, le plus âgé quarante-huit ans, nous n'avons trouvé chez aucun la persistance d'un cartilage intermédiaire à l'acromion et à l'épine. Chez le premier, mort tuberculeux, la moelle était complètement jaune. Le passage de la moelle à l'état jaune existait chez la plupart ; cependant, chez un d'entre eux, âgé de quarante-un ans, mort de cancer de la vessie et des capsules surrénales, il existait une zône de moelle rougeâtre à peu près au point où avait dû s'effectuer la jonction de l'acromion. Chez trois autres sujets, un de trente-quatre ans, un autre de quarante-cinq et celui de quarante-huit ans, mort d'hémorrhagie cérébrale, la moelle celluleuse de l'acromion présentait l'aspect rouge lie de vie, couleur que, dans presque tous les cas, nous trouvions dans la moelle de l'extrémité externe de la clavicule, alors même que la moelle de l'acromion avait déjà subi la transformation adipeuse.

Il serait intéressant, il nous semble, de poursuivre ces recherches chez un grand nombre de sujets, et surtout chez ceux atteints de carie, soit en comparant l'état des parties cariées avec les parties saines similaires du côté opposé, ou les différentes portions osseuses entre elles, ou dans tous les cas tenant compte chez les sujets ne présentant pas de carie, de l'âge, de l'affection à laquelle a succombé le sujet. Nous n'avons pu examiner de sujet plus âgé que 48 ans ; cependant nous aurions bien voulu connaître l'état de la moelle acromiale au-delà de soixante ans, afin de savoir si, à cet âge, il existe encore des sujets et des conditions dans lesquels on trouve encore l'état rouge de la moelle. Nous terminerons la question étiologique sur ce désiratum, regrettant encore une fois de n'avoir eu ni le temps, ni les moyens d'y répondre.

SYMPTOMATOLOGIE

Les divers symptômes que l'on observe dans la carie de l'épine de l'omoplate ne diffèrent en rien des phénomènes qui accompagnent la carie des os en général, et les particularités qu'ils présentent se rattachent complètement à la localisation de l'affection dans cette région.

Les phénomènes observés au début de la carie sont une douleur localisée au niveau du point malade, douleur qui se réveille, soit pendant les mouvements du membre, soit plus souvent par la pression sur l'os atteint. Cette douleur correspondrait à la période plastique ou d'infiltration de la carie avant la formation des abcès, et serait par conséquent le premier symptôme observé. En effet dans une de nos observations, nous avons noté, d'après le dire du malade, cette douleur initiale au niveau de l'acromion, mais dans les autres cas rien de semblable n'a été signalé. Ce n'est pas que nous voulions nier l'existence de ce symptôme au début de la carie de l'épine de l'omoplate, mais si les malades ne se sont aperçus de l'affection dont ils étaient atteints qu'à une période déjà avancée du mal, nous devons l'attribuer au caractère peu accentué de cette douleur dans la carie en général, peut être aussi à la position de l'os qui, sauf des circonstances spéciales ou chez des individus qui prennent soin de leur personne, n'est pas exposée aux pressions ni aux explorations qui pourraient réveiller la sensibilité. D'autre part les malades chez qui nous avons observé l'affection, deux du moins chez qui nous avons cherché sans la trouver au début, étaient des hommes déjà âgés chez qui par conséquent les symptômes réactionnels sont moins prononcés que chez les individus plus jeunes. C'est surtout au niveau de l'acromion, le plus fréquemment intéressé par la carie, que ce symptôme doit être recherché.

A une période plus avancée ce symptôme persiste toujours, mais alors d'autres signes sont venus s'ajouter, d'une importance plus considérable, pour le diagnostic.

Dans quatre des cas rapportés nous voyons signalée une certaine difficulté pour élever le bras, difficulté causée par la douleur, et aussi par un certain degré de périarthrite qui limite les mouvements de l'humérus dans la cavité glénoïde.

Le premier phénomène qui attire le plus souvent l'attention du malade et du médecin est la formation d'une tumeur, indolente, plus ou moins tendue, tantôt mollasse, tantôt ramollie et fluctuante sans changement de coloration à la peau, constituant un abcès froid. Cet abcès se trouve situé tantôt directement sur l'os malade, tantôt à une certaine distance et dans les deux cas où nous avons remarqué ces collections à distance, elles se trouvaient placées au-dessous du deltoïde. Dans le cas de M. Bœckel le pus avait aussi suivi cette voie. Ces abcès peuvent atteindre un volume assez considérable comme chez le malade de l'observation I sans avoir de tendance à s'ouvrir, sans gêner autrement que par leur volume, car dans ce cas les deux poches formées atteignaient presque le volume du poing d'un adulte. On doit aussi s'attendre, d'après les rapports anatomiques de l'épine de l'omoplate à voir fuser ces abcès dans les fosses sus et sous-épineuses.

Lorsque plus tard ces abcès sessiles ou migrateurs se sont ouverts spontanément ou ont été ouverts par le chirurgien, ils donnent écoulement au pus qu'ils renferment dont nous avons déjà énuméré les caractères généraux. Il persiste ensuite des fistules plus ou moins nombreuses, ouvertes en divers points de la paroi de l'abcès, fistules qui continuent à donner issue au pus ou à la sérosité sécrétée par les parois de la poche, ou la surface de malade de l'os. On peut en introduisant un stylet par une de ces ouvertures arriver sur la partie cariée, qui la plupart du temps se trouve dans la direction de l'acromion.

Tous ces symptômes, on le voit, ne diffèrent en rien de ceux des autres os cariés ; les seuls points sur lesquels nous voulons insister, c'est d'une part la formation des abcès ou collections au-dessous du deltoïde, d'autre part la tendance qu'ont les collections en communication directe avec le point carié de fuser dans la direction de la fosse sus épineuse sans pourtant être situées au-dessous des fibres du trapèze.

Dans cinq de ces observations la date de l'apparition de l'abcès ossifluent a été notée ; le développement de ces abcès semble s'être fait assez rapidement, et l'ouverture, quand elle s'est produite spontanément, s'est faite un mois ou deux après le début de la collection.

MARCHE ET PRONOSTIC

Chez tous ces malades, adultes ou vieillards, sauf un que nous avons perdu de vue, bien qu'il y ait eu intervention chirurgicale, nous pouvons formuler des indications sur la marche de la maladie abandonnée à elle-même. Eût-elle fini par amener l'épuisement du malade ? eût-elle marché spontanément vers la guérison après élimination des parties malades, comme on l'observe quelquefois chez les enfants ou les adolescents ? La première hypothèse est de beaucoup la plus probable. En effet la plupart des malades observés étaient des hommes déjà adultes ou même des vieillards, chez lesquels la réparation se fait beaucoup moins facilement que chez les enfants, et chez ces malades, ainsi que le fait remarquer Billroth, la carie affecte en général les formes les plus fâcheuses, produisant assez rapidement la cachexie. En outre, le voisinage de l'articulation acromio-claviculaire rend très facile l'extension de la maladie à cette jointure et à la clavicule ; nous avons notés en effet, que dans tous les cas un peu anciens la carie de l'acromion était toujours compliquée d'une altération du même genre plus ou moins étendue de la clavicule. La structure en grande partie spongieuse de cet os et la composition de la moelle nous a paru, même chez les individus âgés, offrir la même constitution que celle des côtes, du sternum, ou du corps des vertèbres, c'est-à-dire formée de cette moelle rouge qui semble fournir un terrain si favorable au développement de ces affections chroniques rangées sous le nom de caries.

Donc, pour toutes ces raisons tirées tant de l'état général de nos malades que de la structure des parties atteintes, il nous a paru logique, sinon clinique, de conclure que la carie de l'acromion, abandonnée à elle-même, a plus de tendance à la persistance et à l'extension qu'à la guérison spontanée. Ainsi, une lésion locale, somme toute assez légère, peut devenir une affection grave en impliquant les parties voisines. Une autre complication pourrait se produire, d'une gravité plus grande encore, et dont on doit tenir compte dans la marche, et dont nous avons parlé à propos de l'anatomie pathologique. Ce sont les complications qui pourraient survenir du côté de l'articulation scapulo-humérale. Ces complications peuvent consister soit en une simple arthrite de voisinage comme on a signalé dans les cas d'altérations osseuses, soit en une extension de ce côté des productions fongueuses qui se développent dans les tissus voisins. La périarthrite peut aussi être considérée comme une complication de cette carie.

Après ce que nous venons de dire de la marche de la carie dans l'épine de l'omoplate, il nous sera facile de tirer nos conclusions au sujet du pronostic. Tous les auteurs qui ont écrit sur la carie s'accordent à dire que la carie est d'autant plus grave et plus difficile à arrêter que l'individu est plus âgé, et, à partir de vingt ou vingt-cinq ans surtout, d'après Ollier, les dangers sont de plus en plus grands, les tendances réparatrices devenant de plus en plus faibles, et les complications viscérales plus menaçantes.

Billroth dit également au sujet du pronostic qu'il y a d'autant plus d'espoir de guérison que l'individu est plus jeune, et pour lui, toute carie qui se déclare après l'âge de cinquante ans, qu'elle soit précédée de périostite, ou qu'elle soit primitive sous forme d'ostéite, rend le pronostic extrêmement douteux, quelque insignifiant qu'ait été le processus au début. Il faut, outre l'état général du sujet, tenir compte de l'étendue de la lésion, car, limitée à l'acromion, comme la plupart de celles que nous rapportons, le pronostic de la carie est certainement d'une bénignité relative; car, d'une part l'intervention chirurgicale est facile, et la maladie n'est généralement pas ancienne ou, tout au moins, témoignerait d'une marche assez lente. Or la maladie, si au contraire elle dure depuis un certain temps, s'est déjà étendue plus ou moins aux parties voisines; le malade est plus ou moins épuisé par la suppuration qui en résulte, et, l'intervention chirurgicale devenant plus compliquée, on aura moins de certitude au sujet du pronostic à porter.

DIAGNOSTIC

Au début de l'affection le diagnostic n'est pas toujours facile. L'os intéressé étant superficiel, l'exploration peut se faire facilement avec la vue et avec les doigts, on peut sentir peut-être un certain gonflement, provoquer une certaine sensibilité à la pression, mais ce sont des symptômes communs à toute inflammation, sans parler des traumatismes que nous éliminerons, supposant connus les commémoratifs. Une autre cause d'erreur c'est le voisinage de l'articulation acromio-claviculaire et même de l'articulation scapulo-humérale. Nous pouvons rattacher les douleurs dont se plaint le malade à un rhumatisme ou une arthrite de cette jointure. La rareté même de la carie chez les gens d'un certain âge, et d'autre part la fréquence chez ces mêmes malades de douleurs articulaires qu'on rattache plus ou moins au rhumatisme tend à faire incliner le diagnostic de ce côté. On ne songera vraiment à une affection osseuse que lorsque les signes de cette première période, gonflement, sensibilité à la pression, se présentent sur un point de l'épine assez éloigné des surfaces articulaires pour n'en pas imposer pour une affection des jointures du voisinage. Existe-t-il quelque autre altération osseuse ou des lésions de divers organes attribuables à la tuberculose, ces symptômes ajoutés à la chronicité, à la persistance au même point des signes pathologiques signalés nous aideront dans une certaine mesure à rattacher à une carie au début l'affection osseuse présumée.

Si nous nous en rapportons à celles de nos observations dans lesquelles les signes de la première période de la carie existent, nous verrons que cette première période est presque toujours inaperçue.

Une autre maladie qu'il est possible de confondre avec la carie de l'épine de l'omoplate, c'est la périarthrite idiopathique. En effet dans presque tous les cas où les symptômes ont été signalés, nous voyons exister les caractères de l'inflammation des tissus périarticulaires de la jointure de l'épaule. Il faudra donc chercher chez un malade qui offrirait des signes de périarthrite, examiner s'il n'existe pas le long de l'épine de l'omoplate un point douloureux qui pourrait mettre sur la voie du diagnostic.

Quand la maladie est arrivée à la période de suppuration ou tout au moins de productions fongueuses des tissus voisins, ou d'abcès par congestion pas encore ouverts, le diagnostic, bien que plus certain, peut encore offrir quelques difficultés. Les nombreuses bourses séreuses de cette région doivent fréquemment subir des inflammations simples ou fongueuses avec ou sans suppuration, et nous faire penser soit à une synovite chronique, simple hygroma de ces bourses séreuses, comme cela se produit assez souvent dans la bourse sous-deltoïdienne, soit à une synovite fongueuse ou purulente idiopathique, comme M. Richet en a signalé un cas dans la bourse sous-acromiale. Aussi on peut confondre avec une de ces affections un abcès froid consécutif à une carie de l'épine de l'omoplate, c'est ce qui arriva pour le malade de l'observation I, la véritable nature de la lésion dont il était atteint ne fut connue qu'après l'ouverture de la poche.

Une fois l'abcès ouvert spontanément ou par le chirurgien, le diagnostic est le plus souvent très facile. L'introduction d'un stylet par l'orifice d'une des fistules persistantes ou si l'abcès a été largement ouvert l'introduction du doigt même permet d'arriver sur la partie d'os cariée, à moins que l'abcès ne soit un abcès de la première période, alors l'os n'est pas encore à nu et l'abcès froid peut être regardé comme idiopathique.

Il ne nous reste plus alors, comme point à élucider, que la nature et la variété de la carie à laquelle on a affaire. Quelle est l'étendue de la partie malade? Existe-t-il des portions d'os nécrosées? Quelle est la cause de la carie? L'exploration avec le stylet suffira le plus souvent pour résoudre la première question, et on pourra, après une recherche méthodique, délimiter toute la partie de l'os comprise dans l'altération. Quand celle-ci siège près du sommet de l'acromion, il est probable que, dans bien des cas, l'articulation acromio-claviculaire et l'extrémité externe de la clavicule seront malades. C'est également par l'exploration avec le stylet que nous pourrons savoir s'il y a ou non quelque séquestre nécrosique volumineux.

On a cherché encore à diagnostiquer la variété étiologique de la carie, et Billroth en donne des caractères variables suivant qu'elle est de nature tuberculeuse ou scrofuleuse. Mais outre que c'est un point qui offre peu d'intérêt au point de vue des conséquences pronostiques ou thérapeutiques qui en découlent, dans la région qui nous occupe, cette distinction a bien moins de valeur aujourd'hui, s'il est vrai que, dans tous les cas d'ostéite suppurée du tissu spongieux des enfants, comme le dit M. Lannelongue, il existe des tubercules, si ces tubercules sont aussi, sous une forme ou sous une autre, toujours présents dans la carie, comme le prétentent MM. Kiener et Poulet. Aussi cette distinction sera-t-elle bien moins importante à connaître que la première qui nous donnera des indications de traitement ou d'intervention chirurgicale différentes suivant que l'acromion seul ou avec une plus ou moins grande partie de l'épine sera atteint, que la lésion aura gagné l'articulation acromio-claviculaire et une étendue plus ou moins considérable de la clavicule. Ces indications nous permettront de nous décider suivant le cas pour tel ou tel mode de traitement, mais nous reviendrons sur ce point en traitant ce dernier sujet. Il ne faut jamais manquer non plus, et nous l'avons déjà indiqué plus haut, de rechercher, comme on l'a fait du reste, s'il n'existe pas d'extension des lésions du côté de la cavité articulaire scapulo-humérale. En effet, si la carie de l'acromion peut, à la première période, ressembler à une périarthrite simple, l'existence presque constante de cette affection dans la carie de l'acromion pourrait ici inversement faire croire à une simple inflammation des parties périarticulaires alors que la jointure elle-même serait intéressée. Aussi devra-t-on chercher s'il n'existe pas de gonflement ni de douleur articulaire du côté de l'aisselle, car en avant les collections sous-deltoïdiennes pourraient peut-être en imposer, bien examiner si les mouvements passifs de l'humérus dans la cavité glénoïde sont possibles dans une certaine limite indépendamment de l'omoplate et sans provoquer la douleur que réveillent toujours les mouvements actifs et exécutés par le sujet, et, si ces conditions existent, on pourra presque avec certitude éloigner l'idée d'une arthrite scapulo-humérale.

Quant à la distinction de la carie en superficielle et profonde, nous pensons que, dans ce cas, elle n'a pas d'utilité excepté peut-être au début. En effet, nous estimons qu'étant donné le peu d'épaisseur des parties osseuses malades, en supposant la maladie située profondément au début, elle ne tardera pas à gagner les parties les plus superficielles de l'os et se traduira alors par les signes ordinaires dont nous avons parlé plus haut.

TRAITEMENT

La carie étant une affection qui lorsqu'elle n'est pas une manifestation d'un mauvais état général produit facilement une altération profonde de la santé par la marche chronique qu'elle affecte et la suppuration qui en résulte, la première indication est de soutenir les forces du malade par des toniques, un régime analeptique et de bonnes conditions hygiéniques.

Ces premières conditions remplies, si on arrive à diagnostiquer la carie à la première période, celle d'infiltration, peut-on espérer la résolution des exsudats ?

Comme dans toutes nos observations, sauf celle de M. Tillaux, les malades ont dépassé l'âge auquel cette résorption s'observe surtout ; trois sont déjà des vieillards, les trois autres sont des adultes, ils ne se trouvaient donc pas dans de bonnes conditions pour qu'on pût espérer ce résultat en supposant que la maladie ne fût pas déjà arrivée à une période où l'intervention chirurgicale est absolument indiquée. Cependant chez le malade de l'observation II, malgré la lésion tuberculeuse avancée des poumons, il s'était produit une résolution partielle des produits exsudés. C'est donc une terminaison qu'on pourra tenter d'obtenir par des moyens appropriés, révulsifs locaux, hygiène, toniques, bien que moins probable que chez les enfants. S'il existe des abcès froids volumineux ou des fistules consécutives à leur ouverture le traitement par les injections modificatrices peut être tenté, surtout s'il n'existe pas de culs-de-sac nombreux que l'injection pourrait difficilement atteindre. Parmi ces injections nous emploierions de préférence celle au chlorure de zinc dont nous avons vu obtenir d'excellents résultats dans le traitement des abcès froids.

Les résultats obtenus par une action chirurgicale directe sur l'os malade dans nos observations nous engagent à y avoir recours quel que soit l'âge du malade.

Avant d'opérer nous devons tenir compte de l'état général du malade. Nous pouvons avoir affaire à un homme déjà épuisé par une suppuration abondante ou durant depuis longtemps, comme chez ceux des observations III et VII, ou encore à un sujet atteint de tuberculose pulmonaire comme celui de l'observation II. Le malade supportera-t-il une opération dans ces conditions? Si le point de départ du trouble de la santé générale siège dans l'os altéré il est évident qu'une intervention chirurgicale est indiquée. Les excellents résultats obtenus parfois à la suite d'amputations ou résections des membres pour des tumeurs blanches ou des caries chez des malades atteints de tuberculose pulmonaire dont la santé s'améliore et même chez qui la lésion pulmonaire se modifie favorablement à la suite de l'opération nous déterminent à nous prononcer pour une intervention chirurgicale dans ce cas comme dans le premier. Quelle que soit la nature de la carie, qu'on la considère comme une ostéite spéciale ou comme une affection tuberculeuse, on ne peut que modifier avantageusement la santé du patient. Dans le premier cas on supprime un foyer de suppuration qui ne fait qu'affaiblir le malade et diminuer la résistance qu'il peut opposer à la maladie pulmonaire. Dans le second on supprime un foyer de tuberculose qui peut-être peut devenir le point de départ d'une infection générale.

Le peu d'étendue du traumatisme, la facilité d'arriver sur la partie malade et l'éloignement de tout organe important, font de la résection une opération en somme assez facile à exécuter.

Quant à l'espèce d'opération à pratiquer, l'étendue de la partie altérée serait pour nous l'indication principale. Si la carie, bien que d'un caractère envahissant, n'a atteint qu'une portion limitée de l'os, un simple évidement ou le grattage nous paraît suffisant pour amener la guérison.

C'est ce qui a été fait pour les malades I et III, ce qu'on aurait fait peut-être pour le malade de l'observation II où la partie cariée ne semblait pas dépasser 1 centimètre à 2 centimètres. M. Tillaux a également pratiqué l'évidement à la gouge chez son malade, mais nous ne savons quelle était l'étendue de la carie ni la portion de l'épine atteinte.

Nous ne nous permettrons pas de tirer des conclusions au sujet du résultat qu'aura donné le grattage chez le malade de l'observation III.

Il offrait, en effet, une carie qui avait envahi l'acromion, le tiers externe de la clavicule et l'articulation de ces deux os. La première opération n'a pas suffi à amener la guérison, cependant, à la seconde, on n'a pu découvrir de nouvelles portions d'os à nu.

Il va bien maintenant, mais comme la plaie n'est pas encore fermée, nous ignorons aujourd'hui quel sera le résultat définitif de cette opération. Certainement, si la guérison est définitive, le résultat sera préférable à celui qu'on aurait obtenu par la résection des deux os malades, comme dans le cas de M. Ollier ou de M. Bœckel, parce que le malade aura un rétablissement beaucoup plus rapide des mouvements du bras. La résection est pourtant indiquée quand l'altération est tellement profonde, qu'il soit impossible de conserver l'os malade, comme chez la malade de M. Bœckel dont un fragment de l'acromion était déjà entièrement séparé. La méthode sous-périostée chez un sujet jeune donnera des chances de reproduction des os malades, ainsi que l'a obtenu Ollier, et si l'acromion seul est enlevé ainsi que l'a fait M. Bœckel, on voit que, même sans reproduction osseuse, les mouvements du bras semblent peu souffrir de la suppression de cette apophyse. Le seul inconvénient, résultant de cette ablation, est un affaiblissement des fibres du deltoïde et la suppression de la voûte protectrice de l'articulation de l'épaule qui reste ainsi exposée aux traumatismes.

Le procédé à employer pour arriver sur l'épine de l'omoplate est des plus simples, et cet os sert lui-même de guide pour l'incision cutanée. Dans les recherches que nous avons faites sur ce point nous avons pu juger nous-même combien cette résection est une opération facile. Nous rapportons, du reste, et c'est par là que nous terminerons, la description que donne M. Chauvel du manuel opératoire, soit pour l'épine, soit pour l'acromion, avec une portion de la clavicule (*Dict. encyc. des Sc. méd.*, art. : *Omoplate*). « Une simple incision, pratiquée le long de la crête osseuse, suffit habituellement pour la résection de l'épine scapulaire. Si la partie est plus considérable, une légère incision courbe, à légère convexité inférieure, donne plus de facilité. Une scie à main ou des pinces incisives permettent de séparer les parties malades. »

« *Résection de l'acromion.* — L'apophyse acromion, seule ou avec la partie externe de la clavicule, peut être réséquée par une simple incision semi-lunaire faite le long de son bord postérieur ou par une incision en L.

Une incision longitudinale sur la face superficielle de l'os, terminée par une petite incision perpendiculaire à chacune de ses extrémités, nous paraît plus avantageuse.

Ces incisions pénètrent du premier coup jusqu'à l'os.

Le chirurgien relève les deux lambeaux avec la rugine, décolle avec précaution la gaine périostale, détruit l'articulation acromio-claviculaire et retranche avec la scie ou les cisailles toute la partie malade. L'acromion enlevé, il dégage avec le même soin l'extrémité externe de la clavicule si cet os participe aux altérations. Peu graves au point de vue de l'existence, ces résections ne sont pas toujours suivies du rétablissement intégral du membre. Les lésions secondaires de l'articulation de l'épaule sont, avec l'affaiblissement du deltoïde, la cause la plus commune de troubles fonctionnels. La méthode sous-périostée, en favorisant la reproduction de l'os chez les jeunes sujets, permet d'espérer des résultats plus favorables. »

Observation I (personnelle).

Rochat, Jean-Baptiste, âgé de 69 ans, tourneur, entre le 7 août 1882, à l'hôpital Saint-Antoine, dans le service de M. Périer, suppléé alors par M. Peyrot, salle Broca, lit n° 4.

Cet homme qui paraît jouir d'une excellente santé habituelle, n'a jamais eu auparavant d'autre maladie qu'une adénite inguinale à la suite d'une écorchure du pied à l'âge de 39 ans, soignée à la Charité dans le service de Velpeau. Sa mère est morte d'hydropisie, à l'âge 50 ans. Son père meurt à 78 ans d'affection non déterminée. Il a eu un frère mort alcoolique à 60 ans.

Avant d'être tourneur, notre malade exerçait la profession de charpentier ; alors il portait fréquemment de lourds fardeaux sur l'épaule droite, mais non du côté gauche qui est le côté malade.

Début de l'affection actuelle il y a deux mois. Le malade s'aperçoit de la formation d'une petite tumeur de la grosseur d'un œuf de pigeon au-dessous de l'acromion. Cette tumeur augmente lentement et progressivement, et gagne la fosse sus-épineuse. Le malade ne souffre pas de son épaule et continue de travailler jusqu'à l'époque de son entrée à l'hôpital.

La fosse sus-épineuse de l'omoplate gauche est occupée par une tumeur volumineuse allongée transversalement dans le sens de cette fosse se terminant au niveau du bord spinal de l'omoplate. Une seconde tumeur plus petite, moins nettement limitée à la vue, existe en dehors et au-dessous de l'acromion. Ces deux tumeurs sont fluctuantes, complètement indolentes. Elles sont séparées par un étranglement au niveau de l'acromion ; le liquide passe très facilement de l'une dans l'autre, de sorte qu'elles semblent ne former qu'une seule poche en bissac dont le collet se trouve situé au niveau de l'acromion au-dessous duquel elles paraissent commnniquer.

Le seul point douloureux à la pression est ce point étranglé et la douleur est assez obtuse.

La région deltoïdienne est beaucoup plus volumineuse en avant que la même région du côté droit. On sent une fluctuation profonde peu nette et la tumeur sous-deltoïdienne ne paraît pas être en communication avec la tumeur bilobée ci-dessus décrite. La pression ne réveille aucune douleur à ce niveau.

La peau recouvrant ces tumeurs diverses a conservé sa coloration normale.

Un seul mouvement du bras est douloureux, c'est le mouvement d'élévation volontaire, qui par suite, est rendu impossible. L'élévation passive du bras, c'est-à-dire faite par l'explorateur sans que le malade contracte son deltoïde, n'est pas douloureuse. Les tumeurs sous-acromiale et sous-épineuse ne sont pos modifiées pendant la contraction du deltoïde ; quant à la tuméfaction sous-deltoïdienne les limites et la consistance en sont trop peu accusées pour qu'on puisse apprécier les modifications qu'elle peut subir.

M. Peyrot pense avoir affaire à une poche kystique peut-être développée aux dépens des bourses séreuses sous-acromiale et sous-deltoïdienne auxquelles correspondent parfaitement les tuméfactions que nous avons décrites se dispose à pratiquer l'incision des poches, afin d'y introduire un tube à drainage et de pouvoir en pratiquer le lavage.

22 août. — Le malade n'étant pas endormi, on fait une première ncision sur la poche sus-épineuse. Il s'écoule un pus épais, crémeux, mélangé de stries brunâtres, sans odeur fétide, entraînant avec lui de petits débris osseux. En introduisant le doigt dans la poche, on sent l'acromion dénudé et carié dans une partie de son étendue.

Le malade est alors endormi avec le chloroforme. L'incision prolongée par dessus l'acromion rejoint la poche sous-acromiale. L'os malade découvert est gratté avec la curette de Volkmann de façon à enlever toutes parties osseuses ramollies et les fongosités qui tapissent les parois de la poche purulente. Les deux poches sus-épineuse et sous-acromiale sont sous-cutanées et ne dépassent pas les aponévroses du trapèze et du deltoïde. Une petite incision de 4 à 5 centimètres est pratiquée à la partie postérieure de la poche sous-acromiale pour faciliter l'écoulement du pus dans le décubitus dorsal.

Une troisième incision parallèle aux fibres du deloïde est pratiquée à la partie antérieure de ce muscle et au-dessous de lui on découvre une poche complètement indépendante des deux autres formée comme elles par une paroi résistante. Cette cavité traversée par des taches blanchâtres peu solides laisse échapper lorsqu'on l'incise une sérosité citrine sans trace de pus. Elle est tapissée par quelques fongosités qui sont enlevées avec la curette.

Les poches sont lavées à l'eau phéniquée au vingtième, et six drains sont placés dans les différentes incisions. Les bords de celles-ci sont rapprochés par une douzaine de points de suture au moins, au crin de Florence.

Pansement de Lister.

23 août. — Pansement traversé par les liquides de la plaie. Renouvellement du pansement. Bords de la plaie normaux. Injection phéniquée. Sueurs et frissons dans la soirée. Le malade dit que depuis plusieurs années du reste, il est exposé à ces sueurs abondantes la nuit.

25 août. — Toux grasse. Point de côté à droite. Langue blanche, pas d'appétit. Rien d'anormal à l'auscultation du thorax.

26 août. — Pansement traversé, on enlève 4 fils. La réunion paraît faite partout.

28 août. — Sueurs abondantes la nuit dernière. Langue bonne. Constipation. On ordonne un lavement purgatif.

La réunion des bords des plaies est partout faite, on enlève les autres fils. Il ne sort pas de pus à la pression sauf un peu par le drain postérieur plongeant dans la poche sous-acromiale. On supprime tous les tubes sauf ce dernier, et le tube occupant l'angle inférieur de l'incision deltoïdienne. Injections phéniquées par ces deux tubes. Pansement de Lister. Le bras est toujours maintenu appliqué contre le thorax pour éviter les mouvements de l'épaule. Sur la demande du malade on lui permet de se promener.

29 août. — Depuis deux jours les urines prennent une teinte noirâtre due à une légère intoxication phéniquée.

Dans les jours qui suivent, nous ne notons rien de particulier dans l'état local. Le malade n'offre que quelques symptômes de congestion pulmonaire caractérisée par de la toux, quelques râles sous crépitants disséminés surtout à droite et un léger point de côté. Sueurs toujours abondantes. État saburral des voies digestives. Insomnie causée par la toux, combattue par les préparations opiacées.

15 septembre. — L'extrémité inférieure de la plaie faite sur la collection sous-deltoïdienne donne encore un peu de liquide séreux. Le tube postérieur seul laisse encore écouler un ou deux grammes de pus bien lié. Par la pression, on ne détermine de douleur qu'en un seul point, au niveau de l'acromion. Cependant, en introduisant par l'ouverture postérieure persistante un stylet, on pénètre assez profondément de huit à dix centimètres dans la direction de l'acromion, mais on n'arrive sur aucun point osseux. On enlève ce dernier drain, le drain laissé dans la poche sous-deltoïdienne a été supprimé le 11 septembre.

25 septembre. — Il persiste encore une petite fistule à la place occupée par le dernier tube, laissant écouler un peu de sérosité. Les jours suivants, le malade quitte l'hôpital parfaitement guéri.

Nous rapportons ici les températures axillaires prises à la suite de l'opération du 22 août au 9 septembre.

22 août. — T. S. 38°,6.
23. — M. 38°,4, s. 38°,8.
24. — M. 37°,4, s. 37°,8.
25. — M. 36°,8, s. 37°,4.
26. — M. 37°,2, s. 37°,8.
27. — M. 37°,4, s. 38°,4.
28. — M. 37°,4, s. 38°,2.
29. — M. 37° s. 38°,8.
30. — M. 37°,4, s. 39°.
31 août. — M. 37°, s. 39°,1.
1er sept. — M. 37°,2, s. 37°,8.
2. — M. 36°,9, s. 37°,2.
3. — M. 36°,8, s. 37°,7.
4. — M. 36°,8, s. 37°,4.
5. — M. 37° s. 37°,6.
6. — M. 36°,7, s. 37°,4.
7. — M. 37° s. 37°,6.
8. — M. 37°,2, s. 37°,8.

Observation II (personnelle).

Carie de l'acromion droit. Fongosités sous-deltoïdiennes. Tuberculose pulmonaire.

Le nommé Jean Chassaigne, briqueteur, âgé de 39 ans, est entré le 16 août 1882, à Saint-Antoine, dans le service de M. Périer, suppléé par M. Peyrot, salle Broca, lit n° 45.

Le malade a été toujours bien portant dans sa jeunesse. A 19 ans, il fit une fièvre typhoïde. Il est assez fréquemment exposé à l'humidité et son métier est assez fatigant. Il n'avoue pas d'excès alcooliques. Le 1er mars dernier, il entre à l'hôpital Tenon, dans le service de M. Tennesson, pour une pleurésie gauche. Parti au bout de quarante jours à Vincennes, il a toujours toussé depuis cette époque.

Son père est mort à 73 ans, n'ayant jamais été malade. Sa mère est morte à la suite d'une couche. Un de ses frères a succombé à l'âge de 26 ans, à la suite d'une hémoptysie foudroyante. Ses trois sœurs sont bien portantes.

Début de l'affection actuelle, il y a trois mois, fin de mai. Il ressent le matin quelques douleurs dans l'épaule droite et les attribue au rhumatisme. Il s'aperçoit en cherchant avec la main qu'il existe un point douloureux à la pression, ce point que nous désigne le malade correspond à l'acromion. Il continue de travailler d'une façon intermittente. Au bout de quelque temps il remarque un gonflement de la région deltoïdienne. Ce gonflement augmente par la fatigue et diminue après quelques jours de repos. Vers le 15 juillet la tuméfaction atteint son maximum et depuis lors elle augmente et diminue alternativement. Depuis une quinzaine de jours la douleur de l'épaule l'empêche complètement de travailler.

Tumeur occupant la partie supérieure et externe de la région deltoïdienne du côté droit. Assez mal limitée à la palpation, elle semble arrondie, légèrement allongée dans le sens vertical; elle présente dans ce sens un diamètre de 10 centimètres environ, et de 8 centimètres dans le sens transversal. La consistance de cette tumeur est mollasse, on perçoit une fluctuation qui semble plutôt due à des fongosités qu'à du liquide. Elle paraît située sous les fibres du deltoïde qui durcit et la fixe lorsqu'on fait élever le bras du malade. En un point de cette tumeur se détache une saillie arrondie de la grosseur du bout du petit doigt qui semble passer entre les fibres deltoïdiennes et vient se placer sous la peau à laquelle elle adhère en un point limité de la largeur d'une lentille. En ce point le tégument cutané offre une petite dépression reliée à la saillie dont nous venons de parler par un tractus fibreux dur, de la grosseur d'une plume de corbeau, qu'on saisit facilement en pinçant la peau entre le pouce et l'index. En pressant et malaxant profondément la tuméfaction sous-deltoïdienne, on perçoit une crépitation amidonnée très nette.

Cette tumeur ne communique pas avec l'articulation scapulo-humérale dont la partie axillaire paraît parfaitement libre et laisse sentir la tête humérale. Les mouvements de cette tête, dans la cavité glénoïde, sont cependant assez limités. Si on fixe l'omoplate, le bras s'éloigne très peu du tronc. Dans les mouvements plus étendus ce dernier os suit le mouvement de l'humérus auquel elle semble comme fixée.

Le malade ressent la nuit et dans la journée quelques douleurs ayant le caractère d'élancements dans l'épaule. La pression au niveau de la tumeur est complètement indolente, mais très douloureuse au niveau du bord externe et dans le voisinage du sommet de l'acromion dans une étendue de 1 à 2 centimètres.

Les mouvements spontanés du bras provoquent aussi de la douleur, tandis que les mouvements passifs qu'on lui fait exécuter, ne réveillent aucune sensibilité.

En outre nous constatons dans le flanc gauche au-dessous de l'extrémité libre de la onzième côte, une petite tumeur de la grosseur d'une noisette, libre, glissant sous le doigt, n'adhérant pas à la peau, gênant la toux et ne grossissant pas pendant l'effort, de consistance ganglionnaire. Le deux tiers antérieurs de la douzième côte, sont très douloureux à la pression.

Depuis sa pleurésie le malade s'est beaucoup affaibli. Il prétend avoir maigri de 20 kilogs au moins dans l'espace de 5 semaines. L'appétit cependant est conservé. Pas de troubles digestifs. Points de de côté à gauche.

La respiration est presque normale dans les deux tiers inf deux poumons. Dans les deux fosses sus-épineuses matit absolue avec gargouillement, pectoriloquie et craquements. nummulaires, trois jours après son entrée couleur chocolat, p de leur mélange avec du sang altéré.

On ordonne des toniques. Vin créosoté. Huile de foie de m vin de quinquina en même temps que des applications de t d'iode sur les deux sommets de la poitrine et on tient le malac observation.

Le 8 septembre, se trouvant un peu mieux, le malade deman sortir.

Bien que dans ce cas aucune opération n'ait été pr. tiquée, le diagnostic porté était altération osseuse de l'a cromion avec productions de fongosités sous-deltoïdiennes Une lésion analogue existait peut-être du côté de la douxième côte gauche. Ces lésions osseuses concomitantes sinon consécutives à une tuberculose pulmonaire déjà avancée doivent tant d'après leurs caractères propres que par suite de cette dernière circonstance se rattacher aux altérations de la carie ou de la tuberculose osseuse, s'il est possible au point de vue clinique de faire de ces deux variétés d'altérations osseuses deux groupes distincts.

Observation III (personnelle).

Pierre Gobard, âgé de 61 ans, ciseleur. Entré le 20 mars 1883, salle Broca, lit n° 1, dans le service de M. Périer à Saint-Antoine.

Aucune affection particulière dans son enfance. Le malade s'est toujours bien nourri, n'a jamais fait d'excès d'alcool. Pas de traces de syphilis, jamais de rhumatismes.

A l'âge de 19 ans le malade fut atteint d'hémophtysie. Quelque temps après il eut du côté droit un épanchement liquide qu'il ne peut déterminer. La seule chose qu'il puisse spécifier c'est que le foie était descendu. A l'âge de 25 ans écoulement blennorrhagique. A l'âge de 40 ans il eut un abcès d'origine dentaire. A 51 ans anthrax au niveau de l'omoplate gauche soigné à Londres. Quelques années plus tard second anthrax au niveau de la nuque. Depuis lors il eut un érysipèle et de nombreux furoncles dont il souffre fréquemment depuis 7 ou 8 ans.

Son père est mort d'une affection thoracique, probablement phtisie pulmonaire ; sa mère a succombé à une affection chronique indéterminée. Deux frères sont morts d'affections pulmonaires à l'âge de 25 à 30 ans. Le malade a encore une sœur bien portante.

L'affection de l'épaule gauche pour laquelle il est entré à l'hôpital a débuté il y a six mois. Apparition à la partie externe du moignon de l'épaule au niveau de l'acromion d'une petite tumeur qui s'abcéda et s'ouvrit au bout d'un mois environ.

Jamais antérieurement le malade n'avait souffert de l'épaule ni éprouvé de gêne dans les mouvements du bras. Il s'ouvrit un second abcès quelque temps après un peu au-dessous de l'extrémité externe de la clavicule. Puis formation et ouverture successive de plusieurs autres abcès dans cette région. Après son entrée à l'hôpital de nouvelles collections se formèrent qui furent ouvertes par M. Périer. Toutes ces ouvertures restèrent fistuleuses, laissant suinter de la sérosité purulente et conduisant sur des parties osseuses dénudées et ramollies, formées par l'acromion et l'extrémité externe de la clavicule.

La santé générale de cet homme est assez bonne habituellement, bien que depuis 7 ou 8 ans il ait perdu 25 kilogs de son poids. L'appétit est conservé, les digestions assez bonnes. Il n'a pas de diarrhée ordinairement, mais depuis son entrée à l'hôpital il y est fréquemment exposé et prend chaque jour 4 grammes de diascordium pour la combattre. Il ne tousse pas et ne présente du reste aucun signe anormal du côté du thorax.

21 avril. — En présence de la persistance de la suppuration et des fistules M. Périer se décide à opérer le malade. Après anesthésie avec le chloroforme on introduit une sonde cannelée dans un des orifices fistuleux la faisant ressortir par un autre orifice et la peau est incisée entre les deux. Une seconde incision est faite de la même façon parallèle à l'épine de l'omoplate formant avec la première parallèle à la clavicule un angle à sommet répondant à peu près à l'articulation acromio claviculaire. Les parties malades mises à nu on constate l'altération de l'acromion et du tiers externe de la clavicule environ ramollis et cariés, l'articulation de ces deux os est elle-même envahie par des fongosites. Evidement des parties malades avec la cuiller de Volkmann.

Pansement de Lister et à la poudre d'iodoforme.

15 juin. — L'incision opératoire est complètement cicatrisée mais il s'est formé trois nouvelles fistules au niveau de la partie moyenne de l'épine de l'omoplate gauche. De nouveanx abcès laissant à leur suite des fistules au nombre de cinq ou six se sont formés le long du tiers externe de la clavicule et de l'acromion. La pression est très douloureuse au niveau de la partie moyenne de l'épine de l'omoplate à l'endroit où existent les trajets fistuleux. Il n'existe jamais de douleurs spontanées dans les parties malades.

Le moignon de l'épaule est amaigri, les mouvements de l'humérus sont assez limités. Il ne peut s'élever au delà de quelques degrés sans entraîner l'omoplate, En outre ces mouvements réveillent la douleur de l'épaule.

Le stylet introduit dans les diverses ouvertures fistuleuses n'arrive sur aucun point osseux dénudé.

26 juin. — Les mouvements de l'articulation scapulo-humérale sont beaucoup plus libres, plusieurs des orifices fistuleux antérieurs sont fermés, la pression ne réveille aucune douleur le long de la clavicule, mais les fistules correspondant à la partie moyenne de l'épine de l'omoplate persistent ainsi que la douleur à la pression sur ce point. Il s'écoule une sérosité purulente par tous ces orifices.

28 juin. — Chloroformisation du malade ; réunion des ouvertures fistuleuses par des incisions faites sur la sonde cannelée. On met ainsi à nu une poche tapissée de fongosites envoyant des prolongements dans la direction de la fosse sus-épineuse et du côté de la clavicule. Aucune portion osseuse n'est trouvée dénudée.

Toutes les fongosités sont grattées et enlevées. La surface dénudée est saupoudrée d'iodoforme et l'épaule enveloppée dans un pansement à la gaze phéniquée.

11 juillet. — La plaie à la forme d'un triangle à base supérieure de 10 centimètres de long environ, couverte ce granulations, fournissant peu de pus. Il persiste une fistule par laquelle à la pression on fait sourdre une gouttelette de pus vers l'extrémité externe de l'acromion. La pression n'est pas douloureuse sur la clavicule. Celle-ci est mobile à son extrémité externe sur l'acromion, les deux surfaces articulaires semblent éloignées l'une de l'autre et disjointes. Etat général bon.

Observation IV

(Tillaux. Bulletin général de thérapeutique année 1868)

L... Eugène âgé de 20 ans, dompteur de chevaux à Buenos-Ayres est venu à Paris exprès pour se faire traiter une carie de l'épine de l'omoplate gauche. Il entra à Saint Antoine, salle Saint Barnabé lit n° 14 le deux avril 1868.

Ce jeune homme qui avait toujours joui d'une bonne santé raconte que quinze mois auparavant était survenu sans cause connue un vaste abcès sur l'épaule gauche. Cet abcès fut ouvert et le pus écoulé il resta une fistule. Voyant au bout de six semaines que l'écoulement de pus était aussi abondant, il se rendit à Buenos-Ayres. Il fut soumis à un traitement par des injections iodées la liqueur de Villate et le drainage. Une amélioration notable survint, sans que cependant la guérison fut complète. Le jeune homme reprit un instant ses travaux, mais fut bientôt obligé de réclamer de nouveaux soins à Montévidéo.

Ne trouvant aucun changement, L. partit pour la France. A son entrée à l'hôpital, il existait deux fistules au niveau de l'épine de l'omoplate du côté gauche. L'exploration de ces fistules conduisait sur une portion osseuse dénudée et au fond d'un trajet oblique. L'épine de l'omoplate était elle-même très augmentée de volume.

Considérant que le malade avait déjà longtemps subi le traitement local habituel par les injections irritantes et que d'ailleurs il réclamait instamment une opération qui le débarrassât de l'écoulement continuel du pus et des douleurs sourdes qu'il ressentait dans l'épaule gauche, je crus devoir procéder à cette opération dès le 10 avril, six jours après son entrée. Le malade étant endormi, je pratiquai une large incision cruciale au niveau des trajets fistuleux jusqu'à l'omoplate ; je mis à nu la surface osseuse malade en écartant les lambeaux et je pus apprécier ainsi l'étendue de la lésion ; je sculptai l'os avec la gouge et le maillet, pénétrai dans une petite cavité contenant un séquestre. J'enlevai ainsi tout ce qui semble atteint de carie et bourrai ensuite la cavité résultant de l'opération avec une boulette de charpie imbibée d'eau alcoolisée. Quatre ou cinq points de suture, un plumasseau de charpie complètent le pansement.

Le lendemain et les jours suivants aucune réaction générale ni locale. La cicatrisation marcha très vite et le 24 avril elle était presque complète. Ce jour-là j'introduis encore un stylet et rencontre une portion osseuse cariée que je n'avais sans doute pas enlevée. Je mets immédiatement à nu cette partie et l'enlève comme la première fois avec la gouge et le maillet. A partir de ce moment aucune entrave n'est venue mettre obstacle à la guérison qui est complète le 27 juin, jour de la sortie du malade.

Observation V

(Chassaignac. Traité de la suppuration, p. 591).
Carie de l'épine de l'omoplate. Résection de l'acromion.

Le 31 août 1844, Pagès, charpentier, 39 ans, est entré à l'hôpital de la Charité, salle Saint-Jean, n° 26.

Doué d'une bonne santé habituelle, cet homme n'a jamais fait de maladies graves. Ses parents sont bien portants.

Il y a un mois, un abcès s'est formé sans cause connue au niveau de l'épine de l'omoplate du côté gauche. Cet abcès s'est ouvert spontanément et l'ouverture est restée fistuleuse. On constate aujourd'hui l'existence de la fistule d'où s'écoule une matière séreuse et qui tache le linge en noir. Le stylet est introduit dans le trajet et arrive sur l'épine de l'omoplate : il permet de constater une altération carieuse. Régime analeptique.

7 septembre. — On explore de nouveau le fond de la fistule qui conduit sur des fongosités recouvrant une plaquè osseuse cariée. Du sang sort en grande abondance par le fait de cette exploration.

8. — L'introduction du stylet permet de constater que l'humérus est parfaitement sain. Tous les mouvements se font bien.

9. — On se décide à pratiquer la résection de la portion d'os malade par les motifs suivants :

1° On n'a rien à attendre de la nature pour la cicatrisation de la portion d'os cariée ;

2° Cette portion d'os a peu d'étendue et occupe une région parfaitement accessible aux moyens chirurgicaux ;

3° La suppuration paraissant s'étendre de manière à gagner bientôt l'articulation scapulo-claviculaire d'une part, et l'articulation scapulo-humérale d'autre part, il y a nécessité d'agir le plus promptement possible.

Toutefois il importe avant de commencer l'opération de s'assurer que l'humérus est bien réellement étranger à la lésion osseuse. En conséquence, un stylet ayant été conduit à travers les deux orifices fistuleux sur le tissu osseux malade, et le coude ayant été saisi de manière à pouvoir imprimer des mouvements de rotation à l'humérus, on reconnait que ces mouvements ne se communiquent point au stylet, et l'on acquiert ainsi la preuve de l'indépendance où se trouvent l'humérus et l'articulation scapulo-humérale de la lésion osseuse.

Cela étant reconnu, on taille un lambeau à convexité inférieure, et à base tournée vers le sommet de l'épaule. Ce lambeau à une largeur de trois travers de doigts. Une fois l'incision faite à la peau le lambeau est enlevé par dissection et l'on met à nu une espèce de champignon formé par des tissus fongueux qui recouvrent l'os malade. Le doigt introduit au centre de cette masse fongueuse arrive sur l'altération osseuse dont on parcourt les inégalités. Afin de mieux apprécier l'étendue de la lésion, on enlève par dissection toutes les fongosités puis on incise le périoste sur les parties saines de la base de l'acromion. On reconnaît à l'aide du doigt et du stylet qu'il y a hyperthrophie interstitielle du tissu osseux et qu'au centre de la coupe déjà faite existent encore deux petits ilots de tissu malade.

On réapplique de nouveau la scie à molettes pour enlever une deuxième couche. Cela fait on explore une seconde fois à l'aide de l'ongle et du stylet, et l'on s'assure ainsi que la totalité du mal a été enlevée.

L'opération ayant été ainsi terminée, on laisse retomber le lambeau qui avait été soutenu avec des crochets mousses. On le maintient en place au moyen de quelques bandelettes agglutinatives peu serrées, et l'on recouvre la plaie d'un linge fenêtré enduit de cérat, d'un gâteau de charpie, de compresses, le tout assujetti par une longue bande qui sert en outre à fixer le bras contre la poitrine.

10. — Nuit assez bonne, peau modérément chaude; pouls à 70.

On renouvelle les pièces les plus externes du pansement. Suppuration abondante.

11. — Langue blanche. Pouls à 60. On change les bandelettes. On incise sur un point devenu fluctuant. Deux bouillons.

12. — Suppuration abondante. On renouvelle le pansement; le pourtour de la plaie est un peu empâté.

13. — Suppuration toujours abondante. État général satisfaisant.

15. — Peau fraîche; pouls à 60. Un peu d'appétit; la langue se nettoie. Suppuration toujours abondante. Potages.

16. — L'empâtement a disparu.

20. — Le pus sort toujours en abondance. Il est crémeux et de bonne nature. Pendant la nuit la plaie est le siège d'élancements douloureux. Pouls à 65. On touche la plaie avec le nitrate d'argent. Trois portions.

22. — Chairs plus fermes. Suppuration de moins en moins abondante. Peau fraîche. Appétit et sommeil bons. Cautérisation au nitrate d'argent.

25. — Nausées, vomissements alimentaires, puis bilieux : frissons, chaleur à la peau, céphalalgie. Tartre stibié. Diète.

27. — Mieux. Dévoiement. Épitaxis. Même pansement. Diète.

28. — Une nouvelle collection purulente s'est formée au-dessus de la clavicule. On ouvre le foyer, bien que la fluctuation soit encore peu prononcée. Cautérisation avec le nitrate d'argent.

29. — L'engorgement sus-claviculaire a en grande partie disparu.

30. — Un peu d'érysipèle autour de la plaie. Inappétence, pesanteur de tête; pouls à 71. Meilleur aspect de la plaie.

2 octobre. — L'érysipèle a gagné le dos. Même pansement.

4 octobre. — L'érysipèle a disparu. État général plus satisfaisant.

6. — La plaie tend à se cicatriser. Trois portions.

10. — Même état; chairs vermeilles. Epistaxis.

14. — La plaie diminue de jour en jour. État général excellent.

18. — Cette nuit accès de fièvre; frissons, chaleur, sueurs. Ce matin langue blanche, céphalalgie sus-orbitaire. Epistaxis. Pédiluves sinapisés.

19. — Mieux. Tout accident a disparu ; bon appétit; l'étendue de la plaie est réduite des deux cinquièmes. On cautérise tous les deux jours les bourgeons charnus exubérants. Deux portions, poulet.

20. — Nouvel accès de fièvre ce matin à onze heures. Langue blanche, céphalalgie. La plaie va très bien. Sulfate de quinine 1 gr.

21. — Toute fièvre a cessé.

25. — La cicatrisation continue à faire des progrès. Peau fraîche, appétit ; défécation régulière.

26. — Le mieux continue.

30.— Encore une épistaxis ; mais la cicatrisation est presque complète et l'état général excellent. Exeat.

Observation VI

(Ollier. Régénération des os. T. II, p. 169).

Claude Prégaldin, âgé de 34 ans, tourneur sur métaux, entre salle Saint-Sacerdos, le 19 février 1863, et est opéré le 2 avril.

Ce malade est atteint d'une ostéite suppurée de la clavicule gauche ; l'affection qui a probablement débuté par l'articulation acromio-claviculaire, a envahi aussi l'acromion. Cette maladie semble s'être développée sous l'influence du froid humide ; pas de scrofule, pas de syphilis ; pas de traumatisme ; bonne constitution.

Le cubitus du même côté est le siège d'une périostite qui n'a pas suppuré.

De petits fragments osseux sont sortis dans ces derniers temps par des fistules qui conduisent sur la clavicule ; malgré cela, la maladie n'a pas de tendance à guérir ; depuis six mois elle est restée stationnaire ; le malade demande à être opéré le plus tôt possible.

On pratique la résection de près de la moitié externe de la clavicule qui se trouve raréfiée, très friable, sans altération graisseuse cependant ; au niveau de l'extrémité articulaire couverte de fongosités sont de petites masses osseuses vasculaires presque complètement séparées par des granulations médullaires ; le périoste est détaché sur le pourtour de l'os ; ses adhérences sont très faibles excepté à la partie inférieure et externe, où il est doublé par une bandelette osseuse de nouvelle formation ; le tissu osseux friable est enlevé par morceaux ; l'acromion est réséqué sur une longueur de deux centimètres et demi.

Les suites de l'opération sont très simples. Immobilité du bras : pansements simples, puis excitants.

Au bout de dix jours, les lèvres de la plaie périostique durcissent, et l'on sent bientôt dans l'étendue de la gaîne périostique des noyaux de consistance cartilagineuse, qui, d'abord isolés, tendent à se fusionner. La plaie se ferme peu à peu et la guérison est complète au bout de deux mois.

C'est à ce moment que le malade a été présenté à la Société de médecine. Il y avait encore entre la clavicule reproduite, et l'acromion 1 centimètre de tissu fibreux. Peu à peu cet intervalle a diminué.

Bien que le tissu intermédiaire se soit enduré, il reste encore (28 septembre 1864), entre le nouvel acromion et la nouvelle clavicule plus de mobilité qu'à l'état normal : mais le malade peut se servir de son bras pour tous les usages de la vie ; il le porte en avant, en arrière, en haut, sur la tête ; il a repris son ancienne profession de tourneur sur métaux.

Le 1er mai 1866 la région acromio-claviculaire est dans l'état suivant : la portion claviculaire reproduite est plus grosse que la portion correspondante du côté opposé ; la portion de l'acromion elle-même s'est reproduite sous forme d'une tubérosité épaisse, saillante, moins prononcée de quatre à cinq millimètres qu'à l'état normal, mais suffisante pour former avec l'extrémité correspondante de la clavicule une articulation solide. Tous les mouvements se font comme à l'état normal.

Observation VII

(J. Bœckel, *Gazette médicale de Strasbourg*, 1875).

Lasser Caroline, née à Montbard, âgée de 63 ans, entre à l'hôpital le 16 février 1874.

C'est une femme faiblement constituée, chétive, mariée et mère d'une fille de 15 ans.

Il y a seize ans il se forma au-dessous de l'épine de l'omoplate gauche un abcès qui fut ouvert par M. le professeur Sédillot. Au bout de quatre semaines elle quitta l'hôpital se croyant guérie. L'abcès se reforma bientôt et s'ouvrit spontanément en dehors de l'omoplate à quelques centimètres au-dessus de l'angle postérieur du creux de l'aisselle. Depuis cette époque, il est resté un trajet fistuleux à travers lequel la suppuration se fait assez abondamment. Les mouvements du bras sont limités et douloureux, la rotation est difficile. L'élévation n'arrive pas jusqu'à l'horizontale. Un stylet introduit dans la fistule pénètre de bas en haut et de dehors en dedans à une profondeur de 7 centimètres, et arrive sur l'épine de l'omoplate dénudée et rugueuse.

19 février. — Une intervention chirurgicale étant jugée nécessaire, M. Bœckel fait anesthésier la malade et après avoir obtenu une résolution complète examine à fond les parties lésées, chose difficile à réaliser avant le chloroforme à cause de l'excessive sensibilité de la femme.

En appliquant la paume de la main sur l'articulation scapulo-humérale on aperçoit nettement des craquements osseux qui deviennent plus manifestes si on applique un doigt sur l'extrémité externe de la clavicule et un autre sur l'acromion, de cette façon on arrive même à déplacer un petit fragment osseux qui n'est autre chose que l'extrémité externe de l'acromion.

Pour mettre un terme à la suppuration, la résection de l'acromion et d'une partie de l'épine du scapulum est résolue.

Une première incision verticale de 6 centimètres est faite à partir du milieu de l'épine de l'omoplate en intéressant la fistule les fibres du deltoïde ruginées et réclinées ; on arrive sur le point dénudé que le stylet avait atteint ; ce point est encore en partie recouvert par les insertions du muscle. En introduisant le doigt dans la plaie on rencontre un petit sequestre parti sans doute de l'épine ; on l'extrait.

On détache ensuite à l'aide de la rugine d'Ollier les insertions du trapèze et du deltoïde en décollant le périoste, l'os est friable et se laisse facilement entamer par l'instrument. Pour avoir plus de jour une deuxième incision de 7 centimètres de long perpendiculaire à la première est pratiquée le long de l'acromion et de l'épine. Les deux incisions ont donc la forme d'un L renversé. Les insertions musculaires sont aisément détachées, et bientôt, on tombe sur l'extrémité externe de l'acromion que la carie a complètement séparé du reste de l'apophyse. Cette portion mesure 15 millimètres. Les ligaments acromio-claviculaires incisés, on relève le fragment osseux et on détache ainsi le périoste de sa face inférieure. La capsule articulaire doublée du tendon du sous épineux, ne tarde pas apparaître, elle paraît intacte. Le fragment enlevé, on rugine l'acromion et l'épine de l'omoplate dans une étendue de 4 centimètres et demi, en décollant avec soin le périoste. Vers l'extrémité interne de l'incision tégumentaire on tombe sur un cloaque rempli de bourgeons et de pus brunâtre ; c'est de cet endroit qu'était sans doute partie la parcelle osseuse rencontrée dans le trajet fistuleux. Plus loin l'os paraît normal. A l'aide de la scie à guichet, on pratique un trait de scie immédiatement en dedans du cloaque et l'on termine la section osseuse avec le ciseau et le maillet tout en égalisant ses bords. Deux artérioles sont liées pendant l'opération.

Les surfaces sont imbibées d'une solution d'alcool phéniqué au 1/10 pendant quelques minutes pour mettre fin au suintement sanguin et pour modifier les parties entamées, puis les levres de la plaie réunies à l'aide de sutures métalliques.

Pulvérisation de sulfite phéniqué pendant la durée de l'opération.

Bras droit ramené sur la poitrine et fixé au tronc, au moyen d'une simple écharpe. Vessie de glace sur l'épaule.

20. — Suintement séro-sanguinolent très abondant qui nécessite deux pansements par jour. Ceux-ci sont chaque fois effectués sous un jet phénique. Douleurs à l'épaule.

21. — Le suintement continue. Bords de la plaie rouges et tuméfiés.

23. — Suintement moins abondant. La suppuration commence à se faire. On continue le pansement antiseptique.

26. — On enlève les sutures, la réunion est complète sauf au niveau de la jonction des deux lignes d'incision. Chute des fils à ligature. Le bras gauche est légèrement œdématié et douloureux.

2 mars. — La plaie bourgeonne bien, l'os commence à se couvrir.

13 mars. — La malade se lève. La plaie a encore une longueur de trois centimètres sur un centimètre de large. L'œdème du membre a diminué. Le membre est toujours maintenu en écharpe.

22. mars. — La cicatrisation fait de grands progrès, les mouvements du bras s'exécutent dans de certaines limites. L'extension complète de l'avant-bras sur le bras est impossible.

1er avril. — On enlève l'écharpe. Le bras exécute assez bien les mouvements de rotation, mais il est difficilement porté en arrière. L'avant-bras et la main ont repris leurs fonctions.

Le pansement de Lister est remplacé à dater de ce jour par un pansement avec des bandelettes de sparadrap.

14. — La cicatrisation est complète.

18. — La malade quitte l'hôpital complètement guérie.

Pour réveiller la contractilité musculaire, on engagea la malade à venir se faire galvaniser deux fois par semaine.

2 juillet. — Nous présentons la malade à la Société de Médecine. Les mouvements du bras sont en partie revenus, sauf ceux d'élévation. Le bras atteint l'horizontale, mais ne dépasse pas cette dernière limite ; elle ne peut porter la main sur la tête sans incliner cette dernière vers l'épaule. Ces mouvements, du reste, ne sont pas douloureux et l'opérée se livre sans peine à tous les travaux du ménage. On continue les applications du courant électrique sur les fibres du trapèze et du deltoïde détachées de leur insertion à l'épine du scapulum.

Deux mois plus tard, l'élévation de l'humérus au-dessus de l'épaule se fait aussi facilement à gauche qu'à droite. La malade porte la main au vertex avec aisance. Tous les autres mouvements s'exécutent facilement.

L'aspect que présente la région soumise à l'opération est le suivant : le moignon de l'épaule est légèrement aplati dans la partie postérieure. Au niveau de l'endroit qu'occupait l'acromion existe une dépression profonde, au fond de laquelle on voit la tête de l'humérus qui se meut dans sa cavité articulaire. L'extrémité externe de la clavicule fait une forte saillie sous la peau, elle surplombe en partie la tête humérale et lui sert de moyen de protection. De sa face inférieure part un ligament qui se dirige obliquement en bas et en dehors pour se fixer à la capsule articulaire.

Les fibres du deltoïde sont en général peu développées, le muscle dans son ensemble est grêle, mais il se contracte bien.

Il n'y a pas eu de reproduction osseuse. Le point qui correspond à la section de l'épine est moins saillant qu'après l'opération ; les angles se sont arrondis par suite d'un travail de résorption.

CONCLUSIONS

1° La portion de l'épine de l'omoplate le plus souvent atteinte de carie semble être l'acromion. Cette lésion tend plutôt à gagner la clavicule correspondante que l'épine de l'omoplate même. Le développement du tissu spongieux dans ces parties osseuses, l'état rouge persistant assez longtemps de la moelle de la clavicule, sont peut-être la raison principale de ces phénomènes morbides.

2° La carie de l'acromion paraît plus fréquente à l'âge adulte et chez les vieillards. La raison de ce fait est peut-être due à ce que chez les jeunes sujets l'acromion osseux est rudimentaire ; d'autre part, chez quelques individus, la moelle osseuse de cette apophyse reste plus longtemps que chez d'autres à l'état rouge.

3° Les abcès froids consécutifs à cette lésion peuvent être pris pour des synovites idiopathiques des bourses séreuses de la région.

4° Le pronostic est en général bénin si la lésion ne s'est pas étendue du côté de l'articulation scapulo humérale, tant par elle-même que pour les opérations pratiquées afin d'y remédier.

Imprimerie A. DERENNE, Mayenne. — Paris, boul. St-Michel, 52.

www.ingramcontent.com/pod-product-compliance
Lightning Source LLC
LaVergne TN
LVHW020048170826
845678LV00001B/476